DE QUELQUES ACCIDENTS

DE

L'ATRÉSIE CONGÉNITALE

DU PRÉPUCE

ET DE LEUR TRAITEMENT

PAR

Ch. PIUSSAN

Docteur en médecine de la Faculté de Paris,
Médecin stagiaire au Val-de-Grâce.

PARIS

A. PARENT, IMPRIMEUR DE LA FACULTÉ DE MÉDECINE

A. DAVY, successeur

52, RUE MADAME ET RUE MONSIEUR-LE-PRINCE, 14

1884

DE QUELQUES ACCIDENTS

DE

L'ATRÉSIE CONGÉNITALE

DU PRÉPUCE

ET DE LEUR TRAITEMENT

PAR

Ch. PIUSSAN

Docteur en médecine de la Faculté de Paris,
Médecin stagiaire au Val-de-Grâce.

———

PARIS

A. PARENT, IMPRIMEUR DE LA FACULTÉ DE MÉDECINE
A. DAVY, successeur
52, RUE MADAME ET RUE MONSIEUR-LE-PRINCE, 14

—

1884

A MES PARENTS

A MES AMIS

DE QUELQUES ACCIDENTS

DE

L'ATRÉSIE CONGÉNITALE DU PRÉPUCE

ET DE LEUR TRAITEMENT

INTRODUCTION.

Une observation, recueillie dans le service de M. le
Dr Reynier, chirurgien des hôpitaux, nous a donné
l'idée de faire l'exposé sommaire des troubles qu'ap-
porte à l'excrétion de l'urine l'étroitesse congénitale
du prépuce.

Certes, on connaît depuis longtemps ces tumeurs et
ces poches urineuses, dont les vieux auteurs, J.-L.
Petit en particulier, nous ont donné des exemples.
Ils nous ont aussi laissé des observations curieuses de
calculs préputiaux et les auteurs modernes n'ont pu
rien ajouter à la description de J.-L. Petit, car les
accidents et les symptômes ne peuvent guère varier,
et les faits sont toujours semblables.

Exposer rapidement ces observations intéressantes,

suivre pas à pas la série des accidents qu'amène l'atrésie, en partant des accidents fréquents pour arriver en dernier lieu aux plus rares, telle est notre intention. Nous ajoutons à ces faits une observation personnelle. Elle constitue, il faut bien le dire, une rareté pathologique ; le silence de tous les auteurs en est la meilleure preuve, mais elle n'en présente, suivant nous, que plus d'intérêt.

Nous avons pensé que ce n'était point sortir du cadre de notre sujet que de traiter la balanite, causée soit par l'urine filtrant goutte à goutte par un prépuce étroit, dont elle irrite les bords, soit par le produit des glandes balano-préputiales.

Il nous a paru aussi légitime d'insister longuement sur la façon de traiter, et de prévenir surtout ces accidents, et nous avons jugé utile de défendre la vieille opération de la circoncision, dont le résultat nous a toujours paru offrir d'immenses avantages sur toutes les opérations partielles et, par ce mot nous comprenons aussi la dilatation qu'on a préconisée dans ces derniers temps.

Nous avons pris un peu dans tous les auteurs qui nous ont précédé, et nous ne pouvions du reste rien ajouter à tout ce qui a été décrit de main de maître, par Demarquay dans son livre : « *Des maladies chirurgicales du pénis.* » Les thèses de Lanos et de Houzé nous ont été fort utiles par les enseignements qu'elles nous ont fournis.

Nous demandons à nos juges toute leur bienveillance, ils voudront bien nous l'accorder, sachant très limité le temps que nous avons pu consacrer à notre tâche.

Si nous avons quelque peu réussi à classer les faits et à les interpréter, nous le devons à l'obligeance avec laquelle M. le Dr Reynier nous a soutenu de ses conseils. Grâce à lui, nous avons pu arriver, dans un temps très court, à achever cet exposé ; nous le prions ici d'agréer nos plus sincères remerciements. Après avoir été pour nous, comme prosecteur, un professeur dévoué et bienveillant, il a encore bien voulu nous aider à la fin de nos études médicales ; nous lui garderons toujours une profonde reconnaissance.

M. le Dr Segond, professeur agrégé à la Faculté de médecine, chirurgien des hôpitaux, a eu l'extrême obligeance de nous communiquer une clinique de M. le professeur Trélat ; nous l'en remercions vivement.

Nous offrons tous nos remerciements à M. le professeur Trélat, qui a bien voulu accepter la présidence de cette dissertation inaugurale.

CONSIDÉRATIONS GÉNÉRALES.

On sait que la peau de la verge affecte des rapports très variables avec le gland. Tantôt la peau s'arrête à la couronne du gland et alors le sujet est dépourvu de prépuce, anomalie rare, beaucoup plus rare que le phimosis poussé à son plus haut point. Tantôt la peau recouvre une partie seulement du gland, pour se retourner ensuite en prenant les caractères d'une muqueuse ; c'est là le cas moyen, le plus fréquent. D'autres fois enfin, la peau déborde le gland, pour former un prépuce plus ou moins long et à orifice étroit ; c'est une véritable malformation.

Que la peau de la verge aille plus ou moins loin, elle se resserre de façon à former l'orifice préputial ou limbe. Elle s'adosse ensuite à elle-même, et, prenant comme nous l'avons déjà dit, l'aspect d'une muqueuse, se réfléchit au niveau de la couronne du gland pour se continuer avec celui-ci. Il en résulte la formation d'une gouttière circulaire, que l'insertion du frein interrompt.

« Le prépuce est donc formé par une sorte de sac cutanéo-muqueux, ouvert en avant et recouvrant le gland » (Tillaux). De grandes différences existent entre les sujets : les uns n'ont pas, ou presque pas de prépuce ; d'autres peuvent ramener le prépuce en arrière du gland, à l'état de flaccidité ou en érection ; d'autres, enfin, ne peuvent en aucune façon ramener le prépuce en arrière du gland. Il y a alors phimosis. On conçoit qu'à l'âge adulte, des chancres, des végétations, toute cause irritant le gland et faisant qu'il s'œdématie, entraîneront un phimosis accidentel. Disons de suite que tous ces cas-là ne nous regardent pas et que nous avons seulement en vue l'atrésie congénitale.

Des glandes, appelées glandes de Tyson, déver-

sent leur produit dans la gouttière balano-préputiale.
Ce produit des glandes joue un grand rôle dans l'étiologie des balanites. Il suffit, du reste, de connaître
leur existence.

En général, les enfants, à la naissance, ont tous un
léger degré de phimosis ; nous mettons évidemment
de côté ceux chez qui le prépuce manque totalement.
Leur limbe préputial se trouve en avant du méat uréthral ; leur gland est petit.

A la naissance, d'après les recherches de Bokai (1),
il y a normalement adhérence entre le prépuce et le
gland sur la plus grande partie de leurs surfaces.
Cette adhérence est constituée par des couches de
jeunes cellules épidermiques cornées qui se produisent d'avant en arrière. Cette adhérence, dit le professeur Bokai, peut, dans certains cas, s'étendre aux
lèvres du prépuce de façon à le rétrécir.

Cette adhérence, qui disparaît en général dans les
premiers jours après la naissance, peut persister jusqu'à un an et plus. Dans quelques cas, la symphyse
subsiste toute la vie.

Ces quelques notions d'anatomie nous suffisent pour
comprendre les accidents, dont nous parlerons plus
loin. Nous voyons déjà qu'il y a tous les intermédiai-
res entre un prépuce court, à orifice large et un orifice long, adhérent, à méat étroit. Nous pourrions, à
la rigueur, établir deux classes de prépuces :

(1) Bokai. Adhérence celluleuse (symphyse apparente) du prépuce avec le gland chez l'enfant. Jahrbuch der Kinderheilkunde,
V Jahr., ch. III, p. 26, 1872.

1° Tous ceux dont les méats sont plus larges que le méat uréthral ;

2° Tous ceux dont les méats sont plus étroits que le méat uréthral.

Dans le premier cas nous aurons des accidents vulgaires, fréquents ; car nous avons déjà dit qu'il n'y a peut-être pas d'enfant qui ne soit atteint, tout au moins, d'un léger degré de phimosis. Avec cette variété, nous aurons l'accident commun, la balanite, rarement seule, et qui se complique souvent de posthite. Nous aurons encore l'incontinence d'urine, que Trousseau expliquait par un réflexe sur le col vésical. Enfin, le prurit, l'irritation, qui porte l'enfant à tirailler son prépuce et qui peut l'amener à pratiquer l'onanisme, entreront dans cette catégorie.

Avec la deuxième variété de prépuce, c'est à dire avec un prépuce à orifice plus étroit que le méat uréthral, nous aurons :

D'abord, tous les inconvénients de la catégorie précédente, inconvénients qui seront même plus accentués.

Ensuite, nous aurons tous les accidents des rétrécissements, car cette disproportion entre l'orifice d'entrée de l'urèthre dans le prépuce, et l'orifice de sortie crée un véritable rétrécissement externe, et notre observation est curieuse à ce point de vue, puisqu'elle nous montre que ce rétrécissement est capable d'amener une infiltration d'urine, tout comme le rétrécissement de l'urèthre. Elles n'est, du reste, que la réalisation d'une vue théorique, et nous ne sachions pas que les auteurs en aient signalé un seul exemple.

Disons de suite que, en face d'un prépuce atrésié, à orifice rétréci, et donnant naissance à une poche urineuse préputiale, la circoncision est la règle pour nous.

Quand il y a simplement phimosis, nous comprenons que les avis soient partagés. Nous sommes encore ici partisans de la circoncision.

Enfin, on peut concevoir qu'un enfant à prépuce ordinaire, arrive à une certaine époque, à la puberté, par exemple, et ne puisse, à ce moment-là entraîner le prépuce en arrière du gland, soit que le prépuce ne soit pas assez extensible, soit, et c'est la meilleure raison, que le gland et le prépuce n'aient pas eu un développement proportionné, le gland ayant de suite pris un peu plus d'extension, et se trouvant alors, à un moment donné, trop gros pour passer au travers de l'orifice préputial. Pour nous, nous sommes encore ici pour la circoncision, nous réservant de donner nos raisons à l'article « Traitement ».

CHAPITRE PREMIER.

Nous traiterons d'abord rapidement les accidents ordinaires du phimosis congénital. Du reste, cette partie de notre thèse a déjà été étudiée par tous les auteurs avec une autorité et une compétence que nous n'avons certainement pas. Nous nous bornerons donc à passer rapidement en revue la balanite et l'incontinence d'urine.

Nous nous étendrons un peu plus sur les calculs, bien que, là encore, notre peu d'expérience ne nous ait rien appris.

Nous arriverons enfin à un accident dû à la rétention complète de l'urine, à notre cas d'infiltration.

La balanite et l'incontinence d'urine sont produites par l'irritation de l'urine sur les lèvres du prépuce, ou du produit des glandes de Tyson sur la muqueuse de la gouttière balano-préputiale.

« A mon sens, et d'après mes recherches, dit
« M. de Saint-Germain (1), il est une condition capi-
« tale qui domine l'étiologie de la balanite, c'est le
« phimosis, ou plutôt, d'une façon générale, l'état
« couvert du gland. Cette disposition anatomique a
« une importance telle, que, souvent, elle suffit seule

(1) Dict. de méd. et chir. prat., t. IV, p. 526.

« à développer la maladie sans le concours d'autres
« causes adjuvantes... La maladie est très rare chez
« les sujets à prépuce court, et d'autant plus rare
« que le prépuce est plus court. Elle ne se rencontre
« jamais, ou, du moins, elle est aussi exceptionnelle
« que possible, chez les sujets circoncis.

« Chez les nouveau-nés, et chez les enfants, on
« voit parfois se produire, au grand effroi des familles
« des suppurations verdâtres et épaisses, qui s'écou-
« lent du prépuce, et qui sont produites simplement
« par une balanite ou une balano-posthite essentielle-
« ment spontanée, dont le phimosis est la seule et
« véritable cause. »

Pour M. de Saint-Germain, dans les deux tiers des
cas, la balanite est essentiellement spontanée et due
à l'état couvert du gland, ou à diverses causes d'irritation locale.

Telle est donc, dans les cas que nous considérons,
c'est-à-dire chez l'enfant particulièrement, dans le
phimosis congénital, la complication, si l'on veut
de beaucoup la plus fréquente. Nous croyons, pour
notre part, qu'il faut voir dans les dernières gouttes
d'urine tombant dans le prépuce de l'enfant, un appel
constant à l'inflammation. Puis le smegma préputial
agit dans le même sens et la balanite est constituée.

A son premier degré, la balanite est partielle ; elle
débute par la rainure, et le smegma sans doute, qui
séjourne précisément à cet endroit, doit être incri-
miné. Elle peut aussi débuter par les lèvres du limbe
et c'est l'urine alors, dont l'action sur les tissus est ir-

ritante, à la longue, qui amène l'enflammation. Nous donnerons plus loin les opinions de Muron et Menzel sur l'action de l'urine sur nos tissus. Contentons-nous de dire ici que c'est surtout l'urine altérée qui attaque la muqueuse.

A un second degré, la balanite donne lieu à des symptômes plus accusés. Les parties sont rouges ; le gland est légèrement tuméfié et turgide. Il est le siège d'exulcérations multiples superficielles. Du côté du prépuce, gonflement œdémateux, exulcération de la portion muqueuse, rougeur générale de l'organe.

Ces exulcérations, comme l'a fait remarquer H. de Castelnau, se produisent sans qu'aucune vésicule, encore moins aucune pustule, les ait précédées. Il y a là une simple destruction et comme une déliquescence de l'épithélium.

Disons de suite que la muqueuse, ainsi altérée, peut se déchirer, surtout à la face interne du prépuce, ou dans la rainure, de même que la muqueuse uréthrale altérée par le contact de l'urine, distendue, se déchire un jour sous la pression qu'elle supporte ; déchirement sur lequel insistait Voillemier.

Nous venons de parler dans notre description de balanite de la rainure d'exulcérations ; mais rappelons-nous que, du fait de l'inflammation, le prépuce tuméfié recouvre le gland, quand il s'agit de balanites dues à un phimosis congénital. Le prépuce ne peut être ramené en arrière, et alors on ne constate comme symptômes qu'une tuméfaction œdémateuse du prépuce, et l'issue par l'orifice préputial d'un écoulement phlegmonneux.

Le malade souffre en urinant, puisque son urine, en passant par l'orifice préputial, ne fait qu'irriter les parties.

Enfin disons que, portés à un haut degré, la tuméfaction et l'œdème finissent par empêcher la miction et produire une véritable rétention d'urine.

C'est un phénomène rare, mais on conçoit qu'il soit la règle pour ces prépuces qui ont un orifice tel qu'ils reçoivent à peine un stylet de trousse.

Tous les accidents qui précèdent sont des accidents aigus. Mais, la cause subsistant toujours, la balanite finit par passer à l'état chronique. Pour la moindre irritation, pour le moindre frottement, le prépuce s'enflammera et on conçoit que, dans ces conditions, tous les auteurs s'accordent à recourir à la circoncision, qui enlève d'un seul coup la cause du mal. « C'est là, dit M. de Saint-Germain, dans son article du *Dictionnaire*, le remède par excellence : c'est la guérison assurée. »

Cullerier ne disait-il pas que la structure normale du prépuce se trouvait modifiée par des inflammations répétées, que l'ouverture du prépuce se rétrécissait, et qu'il pouvait ainsi se produire une atrésie incomplète. Le phimosis peut donc être le résultat d'une inflammation préputiale fréquemment renouvelée, et comme lui-même cause la balanite à lui seul, il serait puéril de vouloir faire disparaître cette dernière sans enlever tout le prépuce.

Tel est l'accident fréquent, vulgaire que l'atrésie incomplète de l'orifice préputial amène chez les enfants qui en sont affectés, et on ne conçoit pas que des parents laissent arriver leurs enfants à l'âge d'homme sans chercher à guérir cette malformation.

La balanite que nous voyons se produire quand le gland est simplement couvert, se produit encore plus acilement quand l'ouverture préputiale est plus petite que le méat de l'urèthre. Mais ici ce sont de suite d'autres accidents qui dominent d'emblée la situation.

Avant de traiter ces accidents du rétrécissement externe, comme l'appelait Vidal (de Cassis), disons quelques mots de l'incontinence d'urine produite par le phimosis. Il nous a paru inutile de faire de longues recherches sur ce point. Depuis que Trousseau en eut parlé dans ses cliniques, et après quelques observations de malades atteints d'incontinence et guéris par la circoncision, tous les auteurs ont reconnu que le phimosis pouvait, sans doute par un réflexe, exciter le col vésical et produire l'incontinence.

Trousseau rapporte (1), dans ses cliniques, l'observation d'un jeune homme de dix-sept ans, qui, depuis son enfance, pissait au lit. La puberté n'avait apporté aucune modification : tout au contraire, puisque l'incontinence d'urine se compliquait de pollutions nocturnes. Trousseau pensa que ces acci-

____

(1) Trousseau. Clin. méd. de Paris, t. II, p. 762, 6ᵉ édit.

dents étaient dus à un phimosis congénital dont le jeune homme était porteur. Il pria le professeur Jobert de faire la circoncision, ce qui fut fait, et le jeune homme guérit.

« Ce fait pourrait être interprété, dit Trousseau, en disant que la présence des concrétions sébacées interposées entre le prépuce et le gland provoque une irritation qui se propage sympathiquement à la vessie, qui est dès lors plus vivement sollicitée à se contracter, lorsque l'urine vient s'accumuler dans sa cavité. » Trousseau, il faut le dire, avoue que ce fait de phimosis amenant l'incontinence, lui paraît exceptionnel.

Quoi qu'il en soit, nous voyons que l'irritation sur le gland produite par le smegma préputial, et peut-être avec plus de raison, un léger degré de cuisson due à une balanite légère amènent du méat de l'urèthre au col de la vessie, une irritation capable d'amener l'incontinence. Les médecins doivent avoir ce fait présent à l'esprit, quand tous les moyens ont échoué sur un enfant atteint de cette pénible infirmité. Pour notre part, nous pensons que cette cause agit plus souvent que ne le pensait Trousseau, et qu'elle a été souvent méconnue, les médecins attendant la puberté pour voir si elle aurait quelque influence sur l'état de leur malade. On conçoit du reste qu'elle puisse en avoir, puisque des enfants atteints de phimosis dans leur enfance, le voient peu à peu disparaître, le gland en se développant lentement, finissant par dilater l'orifice préputial : et dès lors la cause de l'incontinence a

Piussan.　　　　　　　　　　　　　　　　　　2

été méconnue. On ne s'occupe plus d'en rechercher la cause, quand elle a disparu.

Puisque nous traitons l'influence du phimosis sur les fonctions de la vessie, qu'il nous soit permis de dire un mot d'un accident qu'on observe fréquemment. Nous voulons parler des envies fréquentes d'uriner qui ne laissent pas de repos aux malades. Ces envies s'accompagnent d'un véritable ténesme vésical et de douleurs à l'extrémité de l'urèthre. Nous pouvons considérer cet accident comme un degré plus élevé de la simple irritation amenant l'incontinence. Il est facile de comprendre dès lors, comment le phimosis congé-nital peut produire une maladie de la vessie. Cet organe, irrité par la contraction permanente et éner-gique de ses parois peut s'enflammer, s'épaissir et éprouver diverses altérations.

D'autres fois, c'est sur le canal de l'urèthre que portent ces altérations. En effet, l'inflammation chro-nique dont le gland est le siège, peut gagner le méat, le canal uréthral, le prostate même. On a pu voir le rétrécissement du canal suivre des altérations de tissu qui ne reconnaissaient point d'autres causes. Jobert de Lamballe observa un cas de ce genre (1).

Enfin on a pu observer des cas, dans lesquels l'irri-tation causée par le phimosis peut amener le dévelop-pement de symptômes analogues à ceux qu'on observe chez les calculeux, et faire croire à l'existence d'un calcul vésical. La *Gazette des Hôpitaux* de 1851 publia

(1) Lanos. Th. de Paris. Du phimosis congénital, 1855.

une observation de ce genre, due à M. Mavel, et la même année M. Borelli, de Turin, publia dans le même journal, cinq autres observations, dans lesquelles, malgré une série de symptômes propres aux calculs vésicaux, l'examen minutieux de la vessie ne fit rien sentir.

Ajoutons que la circoncision fut pratiquée chez tous les opérés, et que tous les accidents disparurent.

Enfin, si nous poussons plus loin l'étude de ces réflexes, qui partent du gland, et produisent tantôt une simple incontinence, tantôt des symptômes analogues aux calculs, tantôt enfin, des altérations des parois vésicales et uréthrales, nous voyons qu'ils peuvent, non plus produire simplement des troubles locaux, auxquels on peut en quelque sorte remédier tout à fait, mais bien plus, des troubles généraux qui atteignent l'état général.

Certes, nous ne chercherons pas à élucider la pathogénie de ces accidents : cela n'est pas de notre ressort. Les exposer en quelques mots est tout ce que nous désirons.

C'est à M. Fleury (1) que nous devons la première et la plus complète étude de ces phénomènes, qui affectent des formes si bizarres, et si graves, depuis la plus simple irritation nerveuse jusqu'à un état qui touche de près à l'aliénation mentale.

D'après M. Fleury, en l'absence même de tous les accidents locaux qu'il peut amener, le phimosis peut

______

(1) Fleury. Bull. de l'Acad. de méd., 1851. — Lanos, thèse.

amener en outre des phénomènes de névropathie
générale semblables à ceux qu'éprouvent les femmes
à la suite de certaines affections utérines, les déplace-
ments en particulier. Des troubles divers, des palpi-
tations, des congestions subites de la face peuvent
s'observer.

Les malades sont affectés par des démangeaisons,
des fourmillements, qui affectent une forme fugace et
mobile. Enfin on a vu des sujets atteints de névralgies
faciales, de gastralgie, de douleurs dans les membres,
ou bien ils éprouvent une sensation de chaleur interne. Comme chez les femmes hystériques, le caractère devient capricieux. Le malade peut ainsi arriver
à l'hypochondrie : on a vu des attaques hystériformes.

Fleury a pratiqué la circoncision dans 27 cas, et il
affirme avoir obtenu la guérison 23 fois.

Arthur Kempe (1), dans « *The Lancet* », faisant
quelques remarques sur les accidents qu'entraîne le
phimosis, lui attribue beaucoup d'incontinences, de
rétentions, puis des affections spasmodiques, la masturbation. Le professeur Sayre, cité par Kempe, donne
dans l'étiologie d'affections paralytiques, le phimosis.

Ziemssen, dans un article « sur les points com-
primés » attribue certaines paralysies à la compression d'un prépuce étroit sur le gland.

Kempe pense que les efforts auxquels se livre l'enfant pour uriner peuvent être la cause de hernies
brusques.

(1) Kempe (The Lancet, vol. II, p. 119, 1879). Phimosis congénital.

Nous voyons en conséquence que le phimosis congénital est cause, au point de vue purement fonctionnel, de certaines incontinences, de l'irritation du
col vésical, et que ces troubles peuvent se généraliser.
Il est probable que la constitution nerveuse du sujet
n'est pas étrangère aux faits de Fleury, et que les
individus atteints de ces phénomènes généraux déjà
étudiés, étaient prédisposés par l'état de leur système
nerveux, à des troubles de ce genre.

Jusqu'à présent nous avons vus des accidents com-
muns aux enfants et aux adultes. La balanite est de
tous les âges ; mais telle que nous l'avons envisagée,
au point de vue de sa cause, elle est surtout l'apanage
de l'enfant, et si on la rencontre plus tard, c'est qu'elle
existe depuis fort longtemps, et qu'on a eu le tort de
ne pas remédier immédiatement à la malformation,
cause de l'accident.

Nous en dirons autant de l'incontinence.

Dans le chapitre suivant, nous étudierons des accidents plus rares, bien que connus, et dont des exemples ont été rapportés par divers auteurs. Nous voulons
parler des poches et tumeurs préputiales.

CHAPITRE II.

Dans tous les cas qui suivent, nous avons affaire à
une atrésie telle que l'urine stagne dans le prépuce.
— Il y a donc rétrécissement. — Si nous nous adres-
sons à un classique, à Vidal de Cassis (1), voici ce que
nous y lisons :

« L'ouverture du prépuce est parfois très étroite.
Alors l'urine est en partie retenue dans sa cavité, et
il faut, pour l'évacuer entièrement, comprimer sur la
tumeur qu'elle détermine : c'est là une première cause
de rétention d'urine. C'est peut-être la plus simple, la
plus bénigne. Les faits qui se rapportent à cette anomalie ne sont pas rares. — J'ai connu un enfant de
dix ans, qui en offrait un exemple remarquable. Ce
qu'il y avait de plus extraordinaire chez lui, c'était le
rétrécissement de toutes les ouvertures naturelles du
corps. Les narines en particulier, semblaient percées
avec une petite vrille ; la bouche était très peu fendue;
il paraît aussi que la glotte était trop étroite, puisque,
par la moindre irritation du larynx, il survenait une
toux, une altération de la voix, et une suffocation qui
simulaient le croup. Dans l'état de santé, la voix était
très grêle. »

(1) Vidal de Cassis. Pathol. externe, t. V. p. 254.

Puis, voulant montrer que l'étroitesse extrême de l'orifice préputial, peut avoir des effets sur l'urèthre qui se dilate derrière lui, comme cela a lieu dans un rétrécissement, Vidal de Cassis rapporte d'après un journal allemand (*Journal fur Kinderkrankheiten* de 1852), une observation relative à un sujet âgé de 20 ans. Le rétrécissement congénital était porté à un point tel, que la plus petite sonde ne pouvait pénétrer dans la cavité préputiale. Le malade urinait dans son prépuce, qui se distendait douloureusement. La vessie avait pris d'énormes proportions, à cause de l'habitude qu'avait pris le malade de retenir ses urines. Le malade fut circoncis, et on vit alors l'urine sortir par un jet de la grosseur du petit doigt. Le jet tombait perpendiculairement à l'orifice urèthral. L'auteur ajoute que l'urèthre avait dépassé le diamètre du col vésical. En outre, dit-il, le coït n'aurait pu être fécondant, puisque le sperme doit être lancé pour avoir cette propriété.

Nous voyons clairement ici que le rétrécissement a produit la dilatation de l'urèthre, après avoir distendu le prépuce.

Mais si nous consultons un ouvrage spécial, le livre de Demarquay, sur les maladies chirurgicales du pénis, nous y verrons des faits d'un haut intérêt pour le sujet qui nous concerne. Nous n'y avons pas trouvé d'observation d'infiltraion consécutive à ce que nous appellerons dorénavant le rétrécissement externe. A ce point de vue notre observation clôturera la série des faits que nous citerons d'après Demarquay,

et que lui-même a empruntés aux auteurs qui l'ont
précédé.

« Les tumeurs liquides, dit Demarquay, formées
« par l'urine, constituent des espèces de maladies
« distinctes les unes des autres. Tantôt la tumeur est
« constituée par l'urine accumulée dans une cavité
« du pénis, tantôt par l'urine épanchée dans le tissu
« cellulaire.

« Dans le premier cas, l'urine peut s'accumuler dans
« la cavité du prépuce, ou bien séjourner dans une
« dilatation de l'urèthre. Dans le second cas, l'urine
« pénètre dans le tissu cellulaire tantôt à la faveur
« d'une légère éraillure de la tunique interne de
« l'urèthre et alors s'épanche seulement dans le tissu
« cellulaire sous-muqueux, tantôt à travers une per-
« foration du canal, et s'infiltre alors dans tout le
« tissu cellulaire du pénis. »

Ces tumeurs, formées par un épanchement d'urine
dans la cavité du prépuce, se forment évidemment
quand le prépuce est imperforé dès la naissance. Mais
ce qu'on a constaté dans les cas d'imperforation, se
voit aussi quand l'ouverture préputiale est assez
étroite pour empêcher la libre sortie de l'urine. C'est
alors qu'il y a véritablement rétrécissement. Les cas
d'imperforation sont curieux à connaître, mais on y
remédie en général, aussitôt qu'on les a vus. Tandis
que dans les cas de rétrécissement simple, les parents

(1) Demarquay. Maladies chirurgicales du pénis, publiées par
Voelker et Cyr. Paris, 1877.

de l'enfant finissent par ne plus s'en inquiéter et ne vont trouver un chirurgien, que lorsqu'un accident soudain et à allures rapides, comme dans notre observation, les plonge dans un effroi bien légitime. Et le plus fréquent des accidents qui peuvent survenir, c'est l'agglutination complète des lèvres du méat préputial, et sa conséquence immédiate, la rétention d'urine.

Nous donnons ici deux observations qui donnent une idée des accidents terribles qu'amène l'imperforation.

OBSERVATION. — En septembre 1779, on présenta, à un médecin qui exerçait en Auvergne, un enfant âgé de quatre mois et demi, et que l'on disait n'avoir jamais rendu d'urine par la verge. Cette enfant avait, à l'extrémité de cette partie, une tumeur qui avait la forme et la transparence d'une vessie remplie de sérosité. Il était maigre, exténué, miné par une fièvre lente. Une odeur d'urine s'exhalait par toutes les parties de son corps. Leval, chirurgien, ouvrit la tumeur, excisa une partie de la poche ou du prépuce qui contenait l'urine. L'enfant guérit de cette plaie et urina par la voie naturelle.

Nous pensons avec Demarquay que cet enfant, dès sa naissance, avait l'ouverture du prépuce très étroite et qu'à la longue les lèvres de cette ouverture irritées et ulcérées, s'étaient collées ensemble et avaient donné ainsi naissance à des accidents de rétention complète.

L'observation suivante est encore plus frappante
par les graves désordres qu'a occasionnés l'occlusion
complète de la petite ouverture du prépuce, sous l'influence de l'irritation.

OBSERVATION. — Lamalle, maître en chirurgie, de
Paris, étant à Luzarches, en septembre 1759, avec
plusieurs membres du collège de chirurgie de Paris,
on lui présenta un enfant âgé de deux mois et demi
qui n'avait aucune apparence de verge, ni de testicules.
Il lui était survenu, depuis sa naissance, au-dessous
de la symphyse des os pubis, une tumeur ovalaire de
la grosseur d'un œuf de poule, et qui était ulcérée,
rouge, et très humide à la partie moyenne de sa surface. La peau formait autour de l'ulcère un bourrelet
calleux. En pressant la tumeur dans sa circonférence
on sentait une sorte d'ondulation, et il suintait des
gouttelettes de sérosité par divers trous de l'ulcère.
On avait regardé cette maladie comme un cancer
qui avait rongé et détruit les organes de la généra-
tion, et que l'on croyait incurable. Les chirurgiens
de Paris pensèrent que cette tumeur dépendait de
l'imperforation du prépuce, et que la sérosité qui suintait était de l'urine. Une incision fut pratiquée, et il
s'écoula, par la compression, une humeur semblable
à de la bouillie claire. On agrandit l'ouverture et on
trouva le gland, dont la surface était excoriée. On
conseilla des injections émollientes et des soins de
propreté. Plus tard, l'enfant guérit et urina fort
bien, ayant des organes normaux.

Cette vieille observation nous montre donc un enfant chez qui l'urine ne passait pas au dehors. Retenue dans son prépuce, elle finit par ulcérer et enflammer le prépuce à un certain endroit, et par cette porte de sortie, l'enfant fut mis à l'abri des accidents de consomption lente que nous avons vus se produire chez le premier malade dont nous rapportons l'observation.

Dans l'observation de Lamalle, le liquide urinaire avait sans doute à la longue fini par ulcérer l'enveloppe du gland. On conçoit que cette ulcération se produise en attaquant la portion muqueuse ou interne du prépuce, puis la surface cutanée. L'urine produit sans doute alors une irritation telle que les deux feuillets du prépuce finissent par se souder, et s'ulcèrent, comme s'ils ne formaient qu'une seule et même membrane. Mais on conçoit aussi que si ce travail ulcératif se faisait en un point de la gouttière balano-préputiale, l'urine n'attaquerait ici que le prépuce à son insertion à la couronne, et par le pertuis ainsi produit, filtrerait dans le tissu cellulaire du pénis.

L'urine a donc, dans ces observations, une action nocive, irritante, et c'est le cas, croyons-nous, de parler un peu de cette action de l'urine sur nos tissus.

L'urine est légèrement irritante, si l'on veut, mais il est indubitable qu'elle l'est. Muron, dans sa thèse sur la pathogénie de l'infiltration d'urine, compare les effets de ce liquide à ceux de l'alcool (1). L'alcool,

____

(1) Muron. Th. de Paris, 1872. Pathogénie de l'infiltration d'urine.

journellement employé pour le pansement des plaies,
les rend rosées, granuleuses, et fait qu'elles se cica-
trisent rapidement. Tous les chirurgiens savent
combien l'alcool, à ce point de vue, rend des services
dans les plaies de tête par exemple. Cependant, le
même liquide pénétrant dans l'épaisseur des tissus,
amène la suppuration. Les effets de l'urine sont semblables. On sait qu'à la campagne l'urine est journellement employée pour panser les plaies. et de fait,
comme l'alcool, elle les rend granuleuses, elle fait
marcher vers la cicatrisation. Comme l'alcool aussi,
l'urine amène la suppuration, quand elle s'infiltre
dans les tissus.

L'urine est donc irritante. Les érythèmes de la peau
des cuisses et du scrotum chez l'enfant peu soigné,
en sont une preuve. On sait aussi que les fistules vésico
ou uréthro-rectales amènent des érosions de la
muqueuse rectale. Dans tous les cas cependant il faut
nous hâter de dire que l'urine n'est plus tout à fait
normale, et d'une façon générale on peut dire que
« l'urine normale n'a pas de caractère septique »
(Tillaux).

Mais dans tous les cas qui nous concernent, l'urine
n'est jamais normale. Qu'elle séjourne sur la peau
des cuisses, dans une dilatation du prépuce, de l'urèthre, ou bien sur la muqueuse rectale dans les cas de
fistule, l'urine est toujours altérée. Rappelons du reste
les conclusions formulées par MM. Menzel et Muron.

« L'urine acide normale, dit M. Menzel, ne possède
aucune propriété phlogogène ou septique. Elle ne

produit pas la gangrène en vertu de sa composition chimique. M. Gosselin et M. Robin partagent cette opinion.

Mais si nous lisons le passage de la thèse de Muron, à propos de l'action de l'urine, nous voyons que, d'après lui, l'urine, même physiologique, est loin d'être innocente. « Elle peut l'être, dit-il, si elle est transparente, limpide, faiblement acide, et ne renferme qu'une petite quantité de sels. Si les sels sont en quantité plus fortes, elle est toujours nuisible et détermine dans ce cas de la suppuration, pouvant aller jusqu'à la gangrène.

Tout le monde s'accorde à reconnaître que l'urine alcaline est toujours dangereuse. D'après MM. Gosselin et Robin, la septicité est due dans ce cas à des ferments organisés.

Nous sommes de l'avis de Muron, et nous pensons, avec lui que l'urine physiologique n'est pas tout à fait inoffensive. C'est à elle que sont dues ces petites ulcérations du limbe préputial, ces irritations, voire même ces balanites qui finissent par agglutiner les lèvres du méat préputial. Ne savons-nous pas, en outre, la sensation douloureuse qu'elle provoque quand elle passe sur une muqueuse uréthrale ulcérée ?

Aussi l'opinion de Menzel nous parait-elle peu justifiée, et nous sommes convaincu avec Muron que l'urine physiologique, toujours acide, est nuisible, et que son action nocive est en raison directe de son acidité et de sa richesse en sels. L'enfant, du reste, a ses tissus d'une excessive sensibilité aux acides ; c'est pour cela qu'il faut se servir chez lui, avec beaucoup de ménagements, de l'acide phénique, et nous comprenons ainsi que ses tissus, si sensibles à ce dernier agent, le soient aussi à l'urine, qui présente la réaction acide. Les sels de l'urine sont pour beaucoup d'auteurs le principe nuisible. On nous pardonnera cette digression, un peu longue peut-être, sur une question connue, mais où les opinions paraissent partagées. Nous devions, ce semble, insister un peu là-dessus, puisque en définitive, dans les cas que nous étudions, il y a deux facteurs : une malformation anatomique d'une part, et une irritation due précisément à l'urine, d'autre part.

Avant de passer aux calculs préputiaux, qu'on nous permette de rappeler quelques faits, qui établissent d'une façon évidente les conséquences de l'atrésie congénitale.

Dans les Archives générales de médecine de 1831, Laugier donna une bonne explication de la rétention d'urine qui suit, chez l'enfant, une période plus ou moins longue, durant laquelle la miction devient de plus en plus difficile.

Des adhérences existent entre le gland et le prépuce. A mesure que l'enfant croît, la verge et son enveloppe cutanée se developpent en même temps, tandis que la membrane muqueuse du prépuce ne peut s'accroître, à cause de ses adhérences avec le gland. Par son élasticité, le tissu cellulaire qui l'unit à la peau, permet à celle-ci de s'allonger. Le bourrelet qu'elle forme, à l'extrémité du gland, devient de plus en plus saillant, et la peau, s'infléchissant sur elle-même, forme un canal qui fait suite à celui de l'urèthre. Ce petit trajet, devenu muqueux, s'irrite au contact de l'urine, et on observe les phénomènes déjà décrits.

M. Laugier cite à ce sujet le fait d'un enfant de six ans affecté d'un phimosis congénital, et chez lequel une dysurie habituelle fut suivie d'une rétention d'urine complète, qui força son père à l'amener au bureau central. La vessie était fort distendue et l'impossibilité d'introduire la plus petite sonde força le chirurgien à pratiquer le circoncision : et il fallut encore recourir au cathétérisme, car la vessie trop distendue, ne voulait plus se contracter.

Dans tous les cas précédents, il y a eu atrésie complète consécutive. Mais l'imperforation absolue a été notée par J. L. Petit qui en rapporte deux observations.

La Gazette des hôpitaux de juillet 1860, n° 17, en rapporte aussi un cas observé par le docteur Rousse, de Bagnères de Bigorre ; mais dans le cas de Rousse, il y avait en même temps imperforation du méat, de sorte qu'il n'y avait pas tumeur. Le cas de M. Rousse paraît analogue à celui que rapporte le professeur Bokai, que nous avons déjà cité à propos des adhérences du prépuce au gland ; le voici :

« Le 11 mai 1859, on apporta à l'institut un enfant
« d'un jour, qui depuis le moment de sa naissance
« présentait de la rétention d'urine. En l'examinant,
« je constatai que son prépuce, qui n'offrait pas de bord
« libre, adhérait fortement à la pointe du gland et se
« confondait avec elle, de telle sorte, qu'on ne pouvait

« les différencier l'un de l'autre. L'orifice de l'urèthre
« était recouvert et fermé par une mince membrane,
« qui semblait être la continuation du prépuce adhérent.
« Cette anomalie était la cause de la rétention d'urine.
« Je cherchai alors l'orifice uréthral que je vis par
« transparence, et au moyen d'une sonde, je perçai
« la membrane qui le recouvrait, après avoir essayé
« inutilement de la faire tomber par des applications
« propres à la ramollir. Je détachai ensuite le pré-
« puce des bords de l'orifice uréthral, puis je le sé-
« parai du gland, auquel il adhérait par toute sa
« surface.

« Le 21 mai 1859, j'observai un cas analogue chez
« un enfant d'un jour, qui présentait aussi de la réten-
« tion et une occlusion de l'orifice uréthral. J'em-
« ployai le même traitement. »

Tels sont les faits que l'atrésie complète ou presque
complète peut amener. La seule différence est que
quand il y a atrésie complète, le chirurgien est immédiatement appelé à intervenir. Quand il y a encore un
simple pertuis entre les lèvres de l'orifice préputial,
l'occlusion complète se fait plus tard par irritation,
mais elle est fatale dans ces conditions.

Un mot pour terminer. Avant la naissance, la rétention d'urine peut amener des accidents pendant
l'accouchement. Nous nous contenterons de résumer
les conclusions du travail que M. Depaul publia en
1860 dans la Gazette hebdomadaire.

1° La sécrétion urinaire s'établit à une époque peu
avancée de la vie fœtale.

2° Quand un vice de conformation ou un obstacle quelconque s'oppose à l'excrétion de l'urine, qui ne peut être versée à cette époque de la vie que dans la cavité de l'amnios, ce liquide s'accumule dans la vessie, et celle-ci peut acquérir des dimensions tellement considérables que l'accouchement spontané en devient impossible, même avec un bassin parfaitement conformé et quoique la grossesse n'ait pas parcouru toutes ses périodes.

3° Toutes les fois que l'examen anatomique des parties a été rigoureusement fait, il a été facile de constater qu'avec le développement du réservoir urinaire coïncidait l'hypertrophie de ses parois, et en particulier de la tunique musculaire.

Les autres conclusions de M. Depaul concernent la conduite à tenir. Nous ne nous y arrêterons pas.

On voit donc que si l'atrésie congénitale du prépuce amène des accidents pendant l'enfance, elle peut en amener aussi avant la naissance.

Pourquoi, dans les faits du professeur Bokai et du D\r Rousse, l'imperforation n'a-t-elle pas été une cause de dystocie? Il est difficile de répondre à cette question, mais il est probable que la formation de cette membrane pellucide en avant du méat uréthral ne se forme que dans les derniers temps de la grossesse et n'a pas ainsi le temps de permettre à la vessie de prendre un volume considérable.

CHAPITRE III.

Dans les faits que nous venons de passer si rapidement en revue, nous avions affaire à des prépuces tellement rétrécis que l'accident produit était, en fin de compte, une rétention complète de l'urine. Il se formait une poche préputiale.

Dans les faits suivants, le prépuce est encore atrésié, mais il l'est à un moindre degré. Cependant l'urine stagne plus ou moins dans le prépuce, puisqu'elle a eu le temps d'y former des calculs, absolument comme elle le fait pour la vessie.

Quelques observations de calculs préputiaux concernent des adolescents ou même des jeunes gens; il y a une observation de J.-L. Petit dans laquelle il s'agit d'un enfant de 6 ans, et une autre de Noël, où le petit malade avait 5 ans.

Quoi qu'il en soit, il est certain que, pour qu'un ou plusieurs calculs puissent ainsi se former insidieusement, il faut que l'urine puisse en fin de compte être déversée au dehors. Il n'y a pas rétention, il n'y a que séjour de l'urine dans la poche préputiale.

On a, du reste, beaucoup d'exemples de calculs entre le prépuce et le gland. Nous avons pensé inutile d'aller chercher dans les auteurs étrangers des observations de ce genre, puisque nos classiques en ont une collection assez complète pour qu'on s'en fâsse une idée. Du reste, les cas rapportés dans le *Jahrbuch für kinderheilkunde* sur les calculs urinaires des enfants (*Vahr khelft* XXII, p. 356-391, 1872) n'ont rien de particulier à noter.

Les calculs préputiaux ont été étudiés par Brugnatesi, Gaspar, Feuada et Kohler. Les enfants y sont prédisposés, et ce sont ceux qui naissent avec l'orifice du prépuce si étroit que l'urine y passe avec une certaine difficulté. Soit que le méat préputial soit ici encore plus étroit que le méat de l'urèthre, soit qu'il y ait défaut de parallélisme entre les deux orifices, l'urine séjourne dans le prépuce. Or, si elle charrie, ce qui est fréquent encore, des graviers ou des pierres venant des reins ou de la vessie, ces graviers ou ces pierres s'arrêteront dans la cavité du prépuce. Il n'est pas, du reste, nécessaire pour qu'il se forme des calculs qu'un noyau arrive de la vessie. L'urine peut en former de toutes pièces dans le prépuce, et souvent, probablement, autour d'une concrétion sébacée.

Citons de suite une observation de J.-L. Petit (1).

« Observation. — Pierre entre le gland et le prépuce.

« — Un enfant de 6 ans avait dès sa naissance le
« prépuce si étroit qu'il urinait toujours avec douleur.
« Pendant trois ans, il n'eut que cette seule incom-
« modité, et quoiqu'elle fut très douloureuse, il s'y
« était pour ainsi dire habitué, et son père et sa mère
« ne s'en alarmaient point.

(1) J.-L. Petit, t. II, p. 481.

« Au commencement de sa quatrième année, la dif-
« ficulté d'exprimer les dernières gouttes d'urine fut
« si grande et accompagnée de si grandes douleurs,
« qu'il n'osait plus comprimer son prépuce pour la
« faire sortir, de manière que ce qui restait coulait
« goutte à goutte le long des cuisses.

« Dans ce temps-là on s'aperçut qu'il y avait une
« pierre dans la cavité du prépuce; on la poussait
« d'un côté et d'autre sans la moindre douleur. Mais
« elle augmenta peu à peu, de sorte qu'étant grosse
« comme une prune, on ne pouvait plus la changer
« de place : elle augmenta au point d'intercepter de
« temps en temps le cours de l'urine. Enfin, la diffi-
« culté d'uriner devint si grande dans la sixième an-
« née, que l'on eut recours à un chirurgien. »

J.-L. Petit fit l'opération convenable, et le petit
malade fut guéri.

L'observation suivante, due à Demaux, est intéressante, surtout au point de vue du nombre des calculs.

OBSERVATION. — Calculs multiples développés entre
le prépuce et le gland. — Opération. — « Le 25 jan-
« vier 1840 est entré à la Charité, service de Velpeau,
« un jeune homme de 22 ans, de taille moyenne,
« d'une constitution athlétique, n'ayant jamais eu
« de maladie grave. Il raconte que, dès son enfance,
« il a eu des difficultés pour rendre ses urines; il
« avait le bout de la verge très long. Chaque fois
« qu'il voulait uriner, il se formait une *boule* qui dis-
« paraissait immédiatement; mais le jet de l'urine

« était irrégulier, contourné en tire-bouchon et
« presque sans force, à tel point que le liquide tom-
« bait par son propre poids. Vers l'âge de 18 ans,
« les organes génitaux ont pris un développement
« assez considérable. Jusque-là l'émission des urines
« devenait de plus en plus difficile, mais il n'éprou-
« vait aucune douleur dans l'intervalle. Lorsque les
« désirs vénériens se furent développés chez lui, il
« avait, la nuit, des érections douloureuses et même
« des émissions de sperme. Néanmoins il n'a jamais
« vu de femme, sachant qu'il n'était pas conformé
« comme les autres. Il semble même qu'il ne se soit
« jamais livré à la masturbation. Quoi qu'il en soit,
« à partir du moment où il eut des érections fré-
« quentes et des pollutions nocturnes, il fut atteint
« d'un écoulement continuel, par l'ouverture du pré-
« puce, d'un liquide lactescent qui tachait son linge
« comme le liquide gonorrhéique. Enfin, la douleur
« et l'émission des urines devenant tous les jours plus
« difficile, il entra à l'hôpital.

« Les organes génitaux sont très développés, les
« testicules ont un volume ordinaire, mais le pénis est
« plus grand qu'à l'état normal.

« Bref, on diagnostique des calculs préputiaux.
« Plusieurs fois, dit le malade, je fus obligé de repous-
« ser avec une épingle les calculs qui venaient obtu-
« rer le méat préputial. »

Le malade fut opéré le 28 janvier. Une sonde cannelée fut introduite dans le prépuce, et dirigée en
bas sur les côtés du frein. Quand la pointe vint faire

saillie sous la peau, un bistouri long et étroit fut glissé dans la cannelure et d'un coup, en ramenant le bistouri par le procédé ordinaire, on coupa la paroi inférieure du renflement. Il s'échappa immédiatement un certain nombre de calculs. Mais quand les plus volumineux eurent été extraits, il en restait encore un grand nombre dans la rainure du gland, dont l'extraction fut difficile. Il fallut même débrider en plusieurs endroits.

On trouva le gland déformé, le prépuce épaissi. Velpeau préféra conserver le prépuce, pensant qu'un pansement simple le ferait diminuer peu à peu de volume, et de fait, il diminua.

Il n'est pas besoin d'insister longuement sur cette observation. La seule chose qui soit faite pour étonner, c'est de voir ce jeune homme assez insouciant, pour ne pas chercher à se faire soigner plus tôt, et attendant des accidents tels, qu'il est alors obligé d'entrer à l'hôpital.

Quand le calcul est unique et gros, il tend, en augmentant de volume, à occuper toute la cavité du prépuce. Cependant l'urine filtre toujours par un pertuis qu'elle a su se creuser, soit à travers le calcul lui-même, soit entre le calcul et le prépuce. Dans ces conditions, on comprend toute la gravité de la plus légère inflammation, qui immédiatement, est suivie de rétention complète.

L'observation suivante due à Noël, chirurgien à

l'Hôtel-Dieu, nous montre précisément le trajet que suit l'urine, quand un calcul occupe la cavité du prépuce.

Ayant incisé le prépuce d'un enfant, âgé de cinq ans, qui avait la verge d'un volume considérable, il en sortit une pierre pesant une once. Elle présentait un creux qui servait à loger le gland, sans qu'il y eût néanmoins une ouverture au centre pour le passage de l'urine. Celle-ci était obligée, après être sortie de l'urèthre, de redescendre entre le gland et la pierre, puis de remonter entre la pierre et le prépuce pour sortir par la très petite ouverture qu'offrait cette membrane.

Il ne nous est pas parlé, dans cette observation, de la façon dont s'opérait la fonction ; mais la rétention chronique, si l'on veut, à laquelle le malade était soumis, avait dû dilater l'urèthre et la vessie et même donner lieu à de l'incontinence, l'urine s'écoulant ou plutôt filtrant goutte à goutte, condition essentiellement favorable à l'accroissement du calcul.

Morand conservait un calcul de 1 pouce 1/2 de longueur, et qui avait 3 pouces 9 lignes de circonférence à sa partie la plus large. Il présentait aussi une fossette qui avait servi à loger le gland.

Sabatier possédait un calcul de 3 onces.

Bégin, sur un jeune homme de 25 ans, en recueillit un de 2 onces.

Il est inutile d'ajouter que la présence des calculs déforme le gland et empêche son évolution. Cela est bien naturel, quand on songe que le prépuce, à l'état de phimosis simple, empêche à lui seul la croissance du gland qui reste atrophié ; à plus forte raison, un calcul solide, par sa compression, amènera-t-il le même résultat.

Il n'est pas dans notre intention de parler de la constitution de ces calculs. Aussi bien le seul procédé opératoire consiste-t-il à les enlever par l'incision du prépuce.

Ces calculs avaient, au point de vue des caractères extérieurs, une grande analogie avec ceux qu'on trouve dans la vésicule du fiel. Le centre de ces calculs était formé par une matière blanchâtre peu consistante et très friable ; et la masse principale était surtout composée de phosphate ammoniaco-magnésien. Peut-être cette matière centrale, blanche et friable n'est-elle que du smegma, autour duquel se seraient déposés les sels de l'urine, d'après la règle ordinaire qui préside toujours à la formation des calculs.

Nous avons, ce semble, assez traité les calculs préputiaux. Cette partie de notre travail n'est, pour ainsi dire, qu'un historique — et notre intention était seulement de donner une idée de ce genre d'accident.

Nous allons maintenant entreprendre l'exposé de notre observation avec les remarques qu'elle nous a suggérées. Nous ferons ensuite le traitement de l'atrésie et de ses accidents.

INFILTRATION D'URINE

Nous donnons de suite notre observation, nous réservant de la critiquer, et de faire nos remarques, une fois que nous l'aurons exposée.

Observation I (personnelle) (recueillie dans le service de M. Reynier, suppléant M. Le Dentu).

Carle, âgé de 2 ans, entre le 22 mars 1884, salle Denonvilliers, lit n° 59.

Les parents interrogés nous apprennent que depuis trois ou quatre mois, l'enfant urinait avec difficulté ; il souffrait en urinant. Du reste, il ne le faisait que goutte à goutte, et était constamment mouillé. La nuit, il pissait de même au lit. L'enfant, du reste, était paraît-il, bien conformé, au dire de ses parents, qui n'avaient rien remarqué d'anormal dans ses organes génitaux. La nuit qui précéda son entrée à l'hôpital, l'enfant ressentit le besoin d'uriner. Mais ce fut en vain qu'il essaya au moins une trentaine de fois : il ne sortit même pas une goutte de liquide. Les parents, qui avaient l'attention fixée sur les organes génitaux, s'aperçurent qu'avec les efforts que faisait le petit malade, la verge augmentait considérablement de volume. L'enflure ne faisait du reste que des progrès, et de la verge, elle gagna le périnée, la partie inférieure du ventre. La mère ne peut préciser si l'enflure a commencé par le scrotum, ou bien si elle a marché du gland vers la racine du membre. Il est probable qu'il eût été fort difficile, même à un œil expérimenté, de suivre ainsi les progrès de l'infiltration, qui a du se faire avec une certaine brusquerie.

Quoi qu'il en soit, la verge est actuellement très augmentée de volume, tendue, luisante, surtout le prépuce qui a acquis d'énormes proportions. La verge et le prépuce œdematiés forment une masse unique, dans laquelle il est impossible, au premier abord, de reconnaître les rapports de ces parties, et surtout la situation du gland, caché par suite du gonflement préputial. On ne retrouve aucune trace de l'orifice antérieur du prépuce, de telle sorte qu'il est absolument impossible de pénétrer par cet orifice, pour faire passer une sonde dans l'urèthre. Le scrotum est également très augmenté de volume : il est gros comme une orange, tendu et lisse, ainsi que toute la loge inférieure du périnée. L'infiltration a même gagné au-dessus la partie inférieure de l'abdomen. Il n'y a pas de changement de coloration des parties infiltrées. Les tissus malades donnent une sensation d'œdème pâteux d'infiltration.

Ajoutons que toutes ces parties sont très douloureuses, que l'enfant crie, quand on se livre au palper. M. le Dr Reynier va immédiatement au plus pressé, à l'indication première. Il fait des incisions, sur la ligne médiane du scrotum, du périnée, du pubis, et il s'écoule une grande quantité de liquide, sans odeur urineuse bien prononcée.

A la verge, il cherche à sectionner le prépuce infiltré, de façon à détruire le phimosis et à retrouver le gland. Ne pouvant trouver trace de l'orifice préputial, il fait une incision sur la partie dorsale du prépuce, et tombe un instant après sur le gland qui était caché au fond des tissus œdématiés. Une sonde est introdnite immédiatement dans le méat uréthral, et il s'écoule environ 100 grammes d'urine.

On ne trouva aucun calcul.

M. Reynier prescrivit le repos, et des compresses d'acide borique. Le lendemain, le périnée et la partie inférieure de l'abdomen sont dégonflés, mais le scrotum est toujours tendu. On fait de nouvelles incisions, prolongeant les premières. L'enfant urine très bien par la verge.

Les jours suivants, les tissus infiltrés d'urine s'affaissent, mais on voit apparaître au scrotum une plaque noire escharotique, au niveau des incisions : cette plaque s'étend surtout à droite ; on craignit un moment que la chute de cette eschare ne mit le testicule à nu. Ce qui n'eut pas lieu.

29 mars. La plaque sphacélée s'élimine, et autour, les tissus prennent un aspect rosé de bonne nature.

Le prépuce, toujours œdématié, forme au dessus du gland une masse ayant deux à trois fois le volume du gland. Cette masse est divisée en deux lobes par le frein. Elle est dure au toucher et assez rouge.

Vers le 10 avril, l'œdème du prépuce persiste toujours. Le prépuce est même redevenu légèrement douloureux : on y fit deux petites incisions, qui dégorgèrent un peu le tissu, et le mieux se fit sentir.

Quelques bains furent prescrits par M. Richelot, qui succédait à M. Reynier.

L'enfant a été revu dans ces derniers temps, et il était tout à fait guéri : l'œdème du prépuce avait complètement disparu.

Après tous les faits anciens que nous avons précédemment rapportés, il est facile de suivre et d'expliquer la marche des accidents.

L'enfant depuis sa naissance, avait un phimosis congénital. Il est à remarquer qu'il n'a pas dû y avoir rétrécissement externe, car nous ne voyons pas de poche ni de tumeur se former, comme dans les observations empruntées à Demarquay. Il y avait donc seulement phimosis. Puis la balanite est survenue, balanite partielle qui peu à peu resserre l'orifice préputial ; puis un jour, les lèvres de cet orifice viennent à s'agglutiner, et des accidents de rétention surviennent brusquement.

Mais dans notre cas particulier, ces accidents de rétention, au lieu d'être suivis simplement de tumeur préputiale, sont suivis d'infiltration, et il est à présumer que, quelque part, à la face interne du prépuce et de préférence vers la rainure balano-préputiale, la muqueuse avait été légèrement érodée : c'est par cette fissure qui s'est certainement agrandie sous l'effort de l'urine, que s'est produite l'infiltration. Du reste il

s'est passé là ce qui se passe pour tous les rétrécissements d'origine uréthrale. Ce mécanisme, magistra-
lement décrit par Voillemier, est probablement encore
ici le même : car pour que l'urine s'épanche en dehors de ses voies naturelles, il faut un obstacle et une
altération de la muqueuse.

Disons de suite que dans notre observation, l'urèthre
était sain, et ne présentait rien d'anormal. Il faut
donc que la porte de sortie de l'urine se soit trouvée
sur le prépuce. Or cette porte de sortie, c'est la rup-
ture de la muqueuse qui la forme. Ce mécanisme,
parfaitement indiqué par Hunter, se trouve très clairement développé dans le livre de M. Voillemier, et
bien que l'auteur eût en vue l'infiltration d'origine
uréthrale, il nous semble que l'explication peut être
invoquée avec raison pour l'infiltration préputiale, où
les conditions sont les mêmes.

« Dès qu'un rétrécissement, dit Voillemier, est ar-
« rivé à un certain degré, les urines ne pouvant sor-
« tir librement, tendent à dilater l'urèthre en arrière
« de l'obstacle qu'elles rencontrent. Plus le rétrécis-
« sement devient étroit, plus cette dilatation du ca-
« nal augmente. Après chaque miction, une petite
« quantité d'urine s'arrête dans cette sorte de poche.
« Elle y séjourne et s'y altère, sa présence ne tarde
« pas à en enflammer les parois, qui deviennent plus
« friables et moins résistantes. Si, dans cet état de
« choses, le malade, dont la dysurie est tous les jours
« plus grande, se livre à des contractions violentes
« pour débarrasser sa vessie, le flot des urines fai-

« sant effort contre les parois de l'urèthre finit par
« les déchirer en arrière du rétrécissement. On com-
« prend alors que l'urine s'épanche en grande quan-
« tité et qu'elle s'infiltre plus ou moins loin dans
« l'épaisseur des tissus, car elle n'est retenue par au-
« cun obstacle. »

Saisissant par sa clarté, ce passage ne peut laisser
aucun doute dans l'esprit du lecteur. Deux faits en
ressortent : c'est, en premier lieu, l'altération des
parois du canal, et, en deuxième lieu, les efforts du
malade à expulser son urine.

Or, comme nous le disions plus haut, les conditions
sont les mêmes pour le rétrécissement uréthral, ou le
rétrécissement du méat. Dans le rétrécissement du
méat, on peut considérer l'urèthre, le prépuce et le
méat préputial comme un seul et même conduit, dilaté seulement à un certain point de sa circonférence.

Quoi qu'il en soit, il est un point sur lequel il faut
aussi fixer l'attention. C'est la parfaite disparition du
gland. Il a fallu tâtonner avant de trouver cet organe, qui était enfoui au fond des tissus œdématiés
et complètement caché par eux.

Une autre chose intéressante à noter, c'est le siège
de l'infiltration. Elle n'était point profonde, et ne
pouvait l'être, bridée qu'elle était par l'aponévrose
moyenne du périnée; elle devait être, du fait des rapports anatomiques, très superficielle, et de fait, elle
l'était.

Demarquay, du reste, dans un chapitre qui traite

de l'infiltration d'urine dans les tissus du pénis avait
bien dit : « Dans tous ces cas, l'urine arrive dans le
« tissu cellulaire placé entre les aponévroses moyenne
« et inférieure. Elle ne peut se porter loin en arrière,
« ni gagner le rectum et les fosses ischio-rectales à
« cause de l'espèce de barrière apportée par la jonc-
« tion des aponévroses moyenne et inférieure, en ar-
« rière du muscle transverse. De plus, souvent elle
« ne peut se porter en haut à cause de la résistance
« qu'oppose l'aponévrose moyenne, ni s'accumuler
« directement en bas à cause de l'aponévrose superfi-
« cielle. Rien, au contraire, n'empêche le liquide de
« s'infiltrer en avant dans le tissu cellulaire, qui dou-
« ble l'aponévrose superficielle, et de gagner ainsi
« celui de la verge en totalité ».

Demarquay avait donc bien saisi la différence de
siège qu'imprime à l'infiltration, la différence d'origine de l'urine. Il avait vu exactement que seule la
loge inférieure du périnée était atteinte. Mais il par-
lait de l'infiltration d'urine du tissu cellulaire pénien
consécutif à un rétrécissement ordinaire de la portion
bulbaire de l'urèthre, tandis que, dans notre observation, c'est l'infiltration du pénis qui a débuté, infiltration superficielle siégeant plus sous la peau ; et
la preuve en est qu'il a fallu des incisions d'une mi-
nime profondeur pour voir le liquide sortir des
tissus.

Aussi, est-ce à ce peu de profondeur de l'infiltration, comme à l'action de l'urine de l'enfant sur les
tissus, que nous devons le peu de phénomènes locaux

et généraux constatés : nous avons précédemment parlé de l'action de l'urine sur les tissus, mais il nous paraît utile de faire ici une remarque propre à l'urine de l'enfant et que nous n'avons pas faite plus haut : si on réfléchit que notre petit malade est resté un assez long temps, huit heures environ, avec son urine dans le tissu cellulaire, on vient à penser que cette urine n'a pas l'action nuisible qu'aurait en pareil cas une urine d'adulte, et de fait, ce liquide chez l'enfant est chargé de très peu de sels, et si, à la longue il peut irriter les lèvres d'un prépuce trop étroit (et ici il faut surtout incriminer l'altération des gouttes qui séjournent dans le prépuce), il ne donne point lieu à ces symptômes que nous sommes habitués à rencontrer dans toute infiltration. Nous avons bien, et cela est logique, le gonflement œdémateux des parties, mais il n'y a point de rougeur érysipélateuse. La peau est seule tendue, luisante. Le toucher donne la sensation d'empâtement et de la douleur. Quant au pouls et à l'état général, l'enfant ne présentait rien de ce côté.

Nous venons d'avancer que l'urine non altérée de l'enfant ne nous paraissait pas posséder la propriété nocive des autres urines. Ce que nous venons de rapporter au sujet des symptômes tend à le montrer ; mais ce qui le prouve, d'une façon irréfutable, c'est l'état des tissus après les incisions. Un adulte se serait-il contenté d'avoir, avec une infiltration analogue, une petite plaque escharotique au niveau de la ligne médiane, petite plaque qui n'a même pas découvert le testicule comme on l'avait craint un instant ? Non, certes. Nous aurions eu, au bout de huit heures d'infiltration, des plaques de mortification plus profondes et plus étendues. Dans le cas particulier, il n'y a eu, si on peut dire, qu'une petite mortification qui n'a entraîné aucun désordre.

Demarquay va nous apprendre en deux mots les conséquences chez l'adulte d'une pareille affection :
« Si l'écoulement de l'urine ne se fait pas par les voies
« naturelles, l'infiltration tend à augmenter. On voit
« les parties, d'abord indurées et rénitentes, se ra-
« mollir ; des eschares se forment sur la peau. Des
« gaz se développent au milieu des parties mortifiées
« et leur donnent la sensation de l'emphysème. La
« peau gangrenée tombe ; les parties exhalent une
« odeur d'urine caractéristique. Le tissu cellulaire
« mortifié est éliminé lui-même sous forme de fila-
« ments blanchâtres infiltrés d'urine et de pus. De
« larges surfaces sont ainsi dépouillées de leurs tégu-
« ments. Les corps caverneux sont quelquefois mis à
« nu et ne sont plus protégés, après élimination des
« eschares, que par la membrane pyogénique ».

Il est inutile d'insister davantage. Quelle différence avec notre petit malade, qui n'a eu, comme nous le disions, qu'une petite plaque au niveau de l'incision !

Le traitement du cas particulier a déjà été décrit dans l'observation. Rappelons ici qu'il faut bien se garder de faire une circoncision immédiate complète, car il serait dangereux de porter le bistouri ou les ciseaux sur un prépuce altéré dans sa texture, et dont nous ne connaissons pas la destinée. Il pourra se faire que certaines parties se sphacéleront et il sera toujours temps de faire une opération mieux appropriée à la situation des parties.

D'ailleurs, la circoncision immédiate est encore contre-indiquée, parce qu'on ne pourrait, sans danger de sphacèle, mettre des serre-fines sur une muqueuse et une peau déjà malades.

Le traitement se réduit donc à débrider et à aller immédiatement à la recherche du gland et du méat de l'urèthre. Ce vieux principe trouve toujours ses indications, c'est lui qu'il faut avoir dans l'esprit.

TRAITEMENT DE L'ATRÉSIE.

Parvenus à la fin de l'exposé des accidents de l'atrésie, nous devons nous demander ce qu'il faut faire quand on se trouve en présence de l'un d'eux. Mais nous devons aussi faire le traitement de l'atrésie elle-même : car c'est encore là le meilleur moyen prophylactique à employer contre les accidents. Nous diviserons le traitement en deux parties : le traitement de l'atrésie du prépuce, et le traitement des accidents.

Le traitement du phimosis congénital a fait l'objet d'une leçon de M. de Saint-Germain, publiée dans la « Thérapeutique contemporaine », du 13 juin 1884.

Piussan.   4

Nous ne saurions mieux faire que de citer l'auteur lui-même qui paraît peu partisan de la circoncision.

« Il est, écrit M. de Saint-Germain, une autre af-
« fection beaucoup plus fréquente chez le nouveau-
« né que l'hypospadias ; je veux parler du phimosis
« congénital, dont la fréquence diminue avec l'âge.

« Si donc le prépuce offre une longueur extraordi-
« naire qui empêche de découvrir le gland, l'enfant
« chaque fois urinera dans l'épaisseur du prépuce,
« qui, gonflant comme un ballon avant de s'entr'ou-
« vrir, retiendra presque toujours ensuite quelques
« gouttes d'urine dans cette poche rétractile : de là,
« l'existence de ces balano-posthites avec prurit qui
« éveillent ou réveillent si souvent chez l'enfant natu-
« rellement vicieux les idées d'onanisme. Aussi peut-on
« dire, sans se tromper, que la plupart des mastur-
« bateurs accomplis étaient dans l'enfance porteurs
« de phimosis.

« Est-il nécessaire dans les cas de ce genre, de
« recourir à la circoncision ? Evidemment non. On
« peut, en effet, corriger le phimosis, sans opération
« sanglante. Pour ma part, je préfère la dilatation à
« l'incision, non pas que la chirurgie ait jamais
« manqué d'instruments tranchants, car il fut un
« temps où chacun prétendait perfectionner les pro-
« cédés connus. Durant mon passage au Midi, mon
« interne et mes trois externes se disputaient la
« priorité de la même invention. L'un d'entre eux,
« M. Piquantin, fit construire en grande pompe une
« guillotine modèle, décorée du nom de posthotome.

« Au premier coup d'essai, l'instrument manqua le
« prépuce, et blessa le doigt de son inventeur, en lui
« inoculant la syphilis. »

M. de Saint-Germain ajoute que la circoncision est
encore en honneur chez les Juifs et les Arabes, et que
ces derniers font usage d'un petit disque en bois per-
foré à sa partie centrale d'un trou par lequel le prépuce est attiré au dehors. Ceci fait, après quelques
tractions et une ligature serrée à la base de la hernie
préputiale, on tranche d'un seul coup tout ce qui dé-
passe le diaphragme. On lira avec intérêt, sur la circoncision en Algérie, un article du Dr Tarneau (1).

Ainsi faite, la circoncision est loin d'être inoffensive.
Indépendamment des tiraillements antérieurs à l'o-
pération, le prépuce a encore à souffrir des sévices et
violences, conséquences forcées des jeux et des fêtes
qui suivent la circoncision.

En résumé, M. de Saint-Germain qui, en 1872,
dans son article du Dictionnaire de médecine et de
chirurgie pratiques sur la circoncision, avait conclu
que la circoncision valait mieux que toutes les opéra-
tiens partielles, a modifié sa première opinion, quand
il a vu les résultats d'un procédé beaucoup plus sûr
à ce qu'on dit, la dilatation. Nélaton se servait d'un
dilatateur à trois branches, et il dilatait brusquement
le prépuce en divers sens. Mais l'inventeur eut quelques accidents, dont e pire était une large déchirure,
que la détente brusque (nous voulons dire brutale

(1) Tarneau. Gaz. des hôp., 1865, n°s 14 et 15.

de l'instrument produisait. Le dilatateur à deux branches est certainement préférable.

Voici comment procède M. de Saint-Germain :

« Dans un premier temps, dit-il, j'introduis dans
« le prépuce mon dilatateur, dont je fais saillir le bec
« sous la peau, pour bien m'assurer que l'instrument
« n'a pas pénétré dans le méat. Retirant alors vers
« moi le dilatateur, je l'écarte successivement en di-
« vers sens, pour forcer l'extensibilité du canal pré-
« putial, jusqu'à sa dernière limite. Dans un second
« temps, saisissant vigoureusement entre le pouce et
« l'index de la main gauche l'extrémité du prépuce
« préalablement graissé à la face interne, je ramène
« celui-ci en arrière de la base du gland. On complète
« l'opération en détachant avec la sonde cannelée les
« adhérences qui fixent souvent le prépuce à la base
« du gland.

« Les tractions répétées une ou plusieurs fois par
« jour, devront être suspendues au bout de quarante-
« huit heures, pour être reprises à la cessation des
« douleurs. »

Eh bien, ce procédé long et palliatif de la dilatation, que M. de Saint-Germain préfère à l'opération courte et bonne de la circoncision, ne nous paraît pas remplir les desiderata qu'on demande à une opération de ce genre.

On amène, nous le voulons bien, le prépuce en arrière du gland. Belle affaire ? si quelques mois après, le gland qui se développe jusqu'à la puberté et plus encore, profite de cette latitude qu'on lui donne

par ce procédé, pour s'accroître, et combler ainsi par
son extension l'espace qu'on avait réussi à obtenir. Il
arrivera fatalement un jour, pour un prépuce ainsi
dilaté, que, même élargi suffisamment, il viendra, à
cause de l'évolution même du gland, reproduire la
malformation première. Dilatera-t-on une seconde
fois? On le peut, si le sujet est encore enfant, mais
alors on condamne les porteurs de phimosis à des di-
latations nombreuses, douloureuses, qui ne vaudront
jamais l'ablation totale du prépuce. Ce qu'on ne nous
dit pas, et ce que nous voudrions connaître, à savoir
que l'enfant ne doit plus uriner dans son prépuce,
est bien hypothétique, si on songe que ce n'est pas une
dilatation qui empêchera le prépuce d'être long, de
former par ses lèvres un canal, qui fait suite à l'u-
rèthre, et qui ne demande qu'à s'irriter.

Dans une clinique du 22 février 1883, M. Trélat
racontait l'histoire d'un enfant opéré d'un phimosis
par la dilatation, et qu'il fallut opérer de nouveau au
bout d'un an et demi. M. Trélat ajoutait que chez
l'adulte la dilatation était toujours un procédé insuf-
fisant.

Et de plus, ce n'est pas une opération à l'abri de
tout danger, puisqu'on a vu des ruptures du prépuce.
Nous n'insistons pas sur la possibilité de cicatrices
rétractiles résultant de déchirures produites par le
dilatateur, cicatrices qui raméneront le phimosis. Il
est d'autres considérations qui plaident contre ce
procédé.

Cette dilatation de l'orifice préputial ne répond pas,

à coup sûr, aux trois buts que toute opération de ce genre doit remplir, sous peine d'être taxée de partielle et d'incomplète. Elle ne nous donnera pas la propreté des parties, que la circoncision nous assure. Elle ne nous donnera pas cette résistance à l'inoculation des maladies vénériennes que tout le monde reconnaît être un des meilleurs résultats du phimosis, résultat sur lequel Hutchinson (1) a fortement insisté.

La dilatation n'enlèvera pas la cause de ces balanites rebelles et douloureuses, qui, commençant dans la rainure balano-préputiale, s'étendent à tout le prépuce, et sont un motif de souffrances durant la vie entière. Tel était le cas d'un homme de 62 ans, père de famille, qui avait passé sa vie à lutter par tous les remèdes possibles contre les balanites, et à qui le professeur Trélat enleva son prépuce, tout induré et épaissi par les assauts subis (clinique de Février 1883). Un autre malade, cité de même par M. le professeur Trélat, finit par se suicider à 46 ans, après une longue période, durant laquelle il était exposé à des accès de noire mélancolie. La dilatation ne mettra pas à l'abri de cet accident, dont Guersant rapporte des observations : le paraphimosis, à la première nuit de noces.

En résumé, nous aurons encore laissé en place le prépuce, « cet organe malheureux », comme l'appelle Ricord, et dont les inconvénients sont parfois tels, que les hommes âgés en viennent à demander l'opération radicale.

(1) Hutchinson. Medical Times and Gazette, 1856.

Nous ne croyons pas que la crainte d'enlever au gland son exquise sensibilité soit un motif assez puissant pour recourir aux procédés d'ablation partielle, ou bien à la dilatation ; car cette exquise sensibilité, à laquelle tous les auteurs semblent tenir si fort, n'est-elle pas, elle aussi, la cause de bien des ennuis? N'est-ce pas à cette exquise sensibilité du gland, que l'on doit précisément un danger que certains auteurs ont mis en relief, et qui regarde la fonction génitale; nous voulons parler du danger, qui consiste à voir l'érection s'arrêter subitement chez des sujets très sensibles, et qui ont avec cela un frein trop court, ou un prépuce qui, tiraillé, les fait souffrir.

Nous irons plus loin encore, convaincu de la vérité du fait. Nous nions que cette sensibilité si délicate soit nécessaire à l'acte génital, et nous pensons que toute la surface cutanée, les sens spéciaux eux-mêmes, et l'imagination doivent bien plus entrer en ligne de compte qu'un plus ou moins fort degré de sensibilité du gland. C'est là l'opinion de M. Noguès (1), qui va jusqu'à douter de l'utilité du prépuce pour conserver la délicatesse de sensibilité du gland, et il cite les Arabes dont on connaît les penchants aux plaisirs vénériens. Les appétits vénériens ne sont pas liés aussi intimement qu'on veut bien le dire à la sensibilité du gland.

Nous sommes avec M. de Saint-Germain, quand il repousse tous ces appareils spéciaux, décorés pom-

______

(1) Nogues. Pathologie du prépuce. Th. de Paris, 1850.

peusement du nom de posthotome » et qui ont coupé quelquefois autre chose que ce qu'on voulait leur faire couper, soit le gland, soit le doigt de l'opérateur. Cependant si ces instruments ont des inconvénients sans présenter des avantages, il reste encore le bistouri ou mieux les ciseaux tout simplement, qui sont encore le meilleur des posthotomes.

Quant à restreindre le plus possible le nombre des circoncisions, nous croyons que cette pratique est fâcheuse, et qu'il vaut mieux circoncire plus que moins; car tous les dangers qu'on nous représente, comme étant à redouter, se réduisent à un : l'hémorrhagie.

Nous pensons que les phlegmons sont rares. Nous avons vu dans le service de M. le professeur Trélat nombre de circoncisions, et jamais de phlegmons consécutifs et cependant l'âge des opérés les mettait, ce semble, en danger d'inflammation : car à 20, 25 ans, le prépuce et la verge ont pris un développement complet, ils sont très vasculaires, et partant, disposés à s'enflammer

Quant à la diphthérie, que M. de Saint-Germain met en avant comme danger de la circoncision, il nous semble que c'est un accident dû à de mauvaises conditions opératoires et hygiéniques. Dans les hôpitaux d'enfants, nous concevons que ce soit un accident à redouter, mais on n'a qu'à opérer loin des salles de diphthérie, avec des instruments phéniqués. Et, de plus, c'est un accident local, spécial aux hôpitaux d'enfants, et qui n'a plus sa raison d'être partout ailleurs, c'est-à-dire dans la grande majorité des cas. Le voisinage de la diphthérie n'est donc qu'une contre-indication momentanée et non inhérente au sujet lui-même.

Enfin on a vu ce que nous pensions de la sensibilité du gland.

Reste l'hémorrhagie. A vrai dire, c'est l'accident sérieux, celui qu'il faut éviter et qu'on évite sûrement chez les sujets non hémophiles. Les serres-fines sont un précieux moyen : il faut toujours en avoir en quantité.

La circoncision se faisant à un âge où les organes génitaux n'ont pas encore leur développement complet, à une époque où ils ne sont pas aussi vasculaires qu'ils le seront plus tard, les hémorrhagies ne sont pas autant à redouter. Du reste, elles s'arrêteront par la glace, par la compression, par les serres fines, par le repos absolu, et nous croyons que, tout considéré, l'hémorrhagie, accident sérieux dans certaines conditions, n'est plus à craindre chez les sujets robustes. Quelle est, après tout, l'opération qui n'a pas son accident ? La saignée en a plusieurs à sa suite : on l'a beaucoup pratiquée et on la pratique encore.

En dernière analyse, ni l'hémorrhagie qu'on arrête quand elle vient, ni le phlegmon qu'on prévient par la propreté, par ce qu'on pourrait appeler « l'hygiène des instruments », ni la diphthérie, ni la sensibilité du gland, qui n'est qu'une quantité négligeable, aucun motif sérieux ne plaide pour le rejet de la circoncision totale. Bien au contraire, tout nous fait choisir ce procédé. Au point de vue fonctionnel, individuel et de l'espèce, la circoncision offre de solides avantages.

« Après avoir longtemps et sérieusement réfléchi
« aux faits nombreux que j'ai eu l'occasion d'obser-
« ver, dit M. Lallemand, je suis resté bien convaincu
« qu'il était à regretter que la circoncision fût tom-
« bée en désuétude comme opération obligatoire pour
« tous les enfants. Elle serait inutile dans bien des
« cas, sans doute, mais elle ne serait nuisible dans
« aucun et fort utile dans un grand nombre. »

Cette conclusion sera aussi la nôtre.

Tout ce qui précède ne concerne que le traitement
prophylactique des accidents du phimosis. Nous pensons que les arguments que nous avons fait valoir
sont d'une assez grande valeur pour décider les chirurgiens à user plus largement de la circoncision. Il
faut dire qu'un grand nombre d'auteurs sont de notre
avis, et cependant on en voit encore qui sont à la recherche de procédés partiels, comme si la circoncision
ne les satisfaisait pas.

Ce qui nous reste à dire des accidents, décrits déjà
depuis longtemps, tels que poches urineuses, rétention dans le prépuce sans infiltration, calculs, sera
fort court. La conduite à tenir est d'une extrême sim-
plicité. Il faut immédiatement débrider, puis aller à
la recherche du gland, qui, en général, est caché et
refoulé par la tumeur. Une fois le gland reconnu, on
passe une sonde dans l'urèthre, car il est nécessaire
de s'assurer que l'urèthre est en bon état.

Chez les enfants il ne faut point laisser de sonde à

demeure, à moins d'indication formelle, telle qu'infiltration d'origine uréthrale, et encore pourrait-on sonder, seulement alors que le petit malade a besoin d'uriner.

Il faut donc débrider, et de préférence sur la face dorsale du prépuce, de façon à avoir deux lambeaux, qui plus tard pourront être régularisés.

Mais il ne faut pas, comme nous l'avons déjà dit, pratiquer la circoncision de suite, car ces tissus, gonflés, œdématiés, n'ont point, à ce moment-là, assez de vitalité. A quoi bon d'ailleurs circoncire immédiatement, puisqu'il ne s'agit que d'aller au plus pressé, de faire disparaître les accidents, de quelque nature qu'ils soient.

Plus tard, trois ans, quelques mois même après les accidents, alors que toute trace d'inflammation et d'œdème chronique auront disparu, on pourra faire une opération de luxe en enlevant avec des ciseaux, les parties qui restent du prépuce.

Nous avons laissé à dessein tout ce qui est procédé opératoire. Chaque chirurgien a une façon de circoncire et nous n'avons pas l'intention de faire la description d'opérations que tous les livres classiques décrivent.

Nous terminerons par une remarque à propos du pansement. Les enfants sont très sensibles à l'acide phénique, qui provoque chez eux des érythèmes. La glycérine nous paraît préférable.

Paris. — A. PARENT, imp. de la Fac. de médec., rue M.-le-Prince, 31.
A. DAVY, successeur.

www.ingramcontent.com/pod-product-compliance
Ingram Content Group UK Ltd.
Pitfield, Milton Keynes, MK11 3LW, UK
UKHW022318120726
13694UKWH00004B/1461